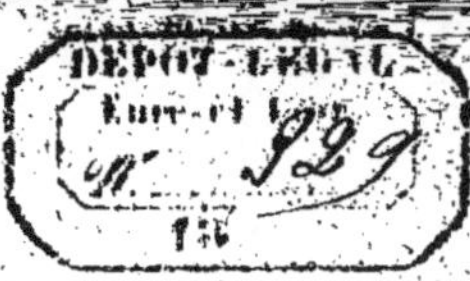

LES MALADIES

des Voies respiratoires supérieures

SUR LA RIVIERA

(REMARQUES DE CLIMATOLOGIE ET D'HYGIÈNE)

PAR

Le Dr M. MIGNON (de Nice)

Ex-Assistant de Laryngologie aux Sourds-Muets de Paris
Médecin de la Clinique oto-laryngologique du Dispensaire Leuval

(Extrait du *Bulletin de Laryngologie, Otologie et Rhinologie*, n° de juin)

PARIS

LIBRAIRIE J.-B. BAILLIÈRE ET FILS

19, RUE HAUTEFEUILLE, PRÈS DU BOULEVARD SAINT-GERMAIN

1904

LES MALADIES DES VOIES RESPIRATOIRES SUPÉRIEURES SUR LA RIVIERA

(REMARQUES DE CLIMATOLOGIE ET D'HYGIÈNE)

PAR

Le Dr M. MIGNON

MÉDECIN DE LA CLINIQUE LARYNGOLOGIQUE DU DISPENSAIRE LENVAL DE NICE.

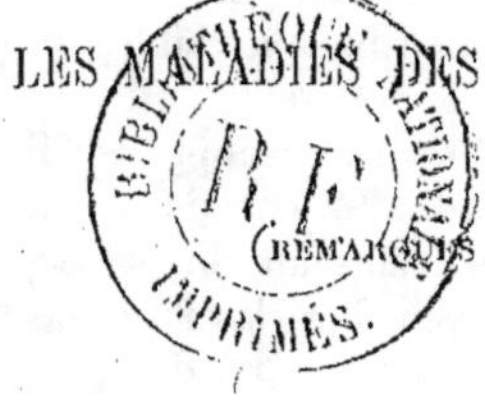

Sans vouloir étudier ici les éléments du climat de la Riviera qui ont fait l'objet de travaux importants, je me bornerai à rechercher par l'observation clinique l'action générale qu'ils peuvent avoir sur les principales affections des voies respiratoires supérieures. Il est facile d'admettre en principe que la température, l'air, la lumière peuvent avoir une influence plus ou moins directe sur les muqueuses des fosses nasales, du pharynx, du larynx et de la trachée. Il est aussi vraisemblable que l'état hygrométrique et même la végétation ne sont pas sans avoir une certaine influence en raison de leurs conséquences sur la composition de l'air inspiré. On est même autorisé à supposer que cet air doit avoir une action plus intense sur les premières voies qu'il rencontre. Mais il ne suffit pas de faire des hypothèses et d'entrevoir les conséquences des phénomènes, il faut les prouver par des faits et des observations précises.

L'étude des malades permet de constater que le climat méditerranéen a une action indiscutable sur les voies respiratoires supérieures ; cette influence est due à un ensemble de conditions très complexes parmi lesquelles les unes sont *favorables,* les autres *défavorables* aux affections de ces organes.

Les conséquences qui en résultent sont excessivement variables suivant le lieu, le moment, l'individu et les conditions hygiéniques.

En constatant les résultats du climat, on a une tendance naturelle à rechercher les différents facteurs qui agissent sur tel élément morbide. Il serait en effet très intéressant de savoir pourquoi telle maladie est influencée dans des conditions déterminées et comment l'action produite se manifeste ; on pourrait ainsi avec sûreté chercher à augmenter le rôle des conditions favorables, et à diminuer celui des conditions défavorables. J'avoue sans honte que je trouve cette tâche au-dessus de moi et je pense que beaucoup d'observateurs se sont souvent trop hâtés d'affirmer les causes insuffisamment établies de certaines manifestations biologiques.

Les phénomènes climatériques sont extrêmement complexes ; il me semble impossible d'affirmer la part qui revient à chacun d'eux. Le même malade pourra se trouver très bien dans un climat sec, dans un climat humide, ou dans un climat moyen. Les classifications purement théoriques basées sur un seul élément n'ont pas d'importance, puisque l'adaptation permet au malade de se trouver très bien dans des conditions où ce même élément est très différent, qu'il s'agisse de l'état hygrométrique de la température ou de tout autre facteur.

Si je me suis permis de rappeler ces quelques notions générales, c'est uniquement pour montrer mon intention de ne pas insister sur le mécanisme d'action de l'influence climatérique ; il y a sur ce terrain des questions d'interprétation que l'on peut toujours discuter. Je me bornerai donc à constater les conséquences du climat méditerranéen sur les voies respiratoires supérieures. Dans cette recherche, on doit tenir compte de plusieurs facteurs :

1° La *maladie* : qu'il s'agisse des fosses nasales, du pharynx ou du larynx, il faut étudier avec soin les lésions ; dans une même affection, le résultat sera différent suivant son degré, sa forme clinique ainsi que nous le verrons tout à l'heure ;

2° Le *malade* : suivant son tempérament, son âge, sa nationalité, ses antécédents, il ne sera pas influencé de la même façon pour une même affection des voies respiratoires.

3° Les *conditions hygiéniques* et *climatériques* : la façon de vivre du malade, la situation de sa résidence (zone marine, zone de plaine, zone de collines), et son orientation jouent un rôle particulièrement important dans les affections dont nous allons nous occuper.

Nous commencerons par les *maladies des fosses nasales et du pharynx nasal :*

Le *catarrhe aigu* ou *coryza* est fréquent, particulièrement chez les personnes dont les vaso-moteurs réagissent peu. Lorsque la muqueuse pituitaire est exposée à des changements brusques de température ou à une cause d'irritation, les vaso-moteurs entrent en jeu ; leur action sur les vaisseaux amène des modifications de volume importantes de la muqueuse nasale et comme conséquence de grandes variations de perméabilité des fosses nasales. Cette action est du reste très salutaire pour modifier l'entrée de l'air dans les voies aériennes.

Mais il arrive souvent qu'après s'être congestionnée la muqueuse reste ainsi et l'on ne saurait nier que chez les personnes prédisposées les congestions de cette muqueuse sont très fréquentes sur la Riviera, surtout s'il existe déjà de la *rhinite hypertrophique*. A leur suite se produit un écoulement catarrhal qui, s'il n'est pas associé à une infection telle que la grippe, s'arrête au bout de quelques jours. Il est à remarquer que cet écoulement dure moins longtemps que s'il se produit dans un climat froid ou humide. Une autre cause peut cependant le favoriser, l'influence des poussières assez abondantes sur le littoral ; cependant elle m'a souvent semblé moins nocive que dans beaucoup de grandes villes comme Paris, Londres, etc.

Ceci pourrait s'expliquer par l'action du soleil qui est un excellent destructeur des microbes et aussi par la composition des poussières dont la substance calcaire n'est pas irritante. Il est vraisemblable et prouvé par l'observation que l'action des poussières est très variable suivant leur composition et leur richesse microbienne.

La rhinite catarrhale aiguë tout en étant fréquente doit aux conditions climatériques une certaine bénignité ; elle disparaît rapidement et ne donne pas lieu à des troubles prolongés si aucune cause spéciale (lésions nasales) ne contribue à la faire durer.

Le *catarrhe chronique* est pour les mêmes causes favorablement influencé. J'ai souvent entendu des malades me dire qu'ils avaient à Paris ou ailleurs un état catarrhal des fosses nasales qui durait ordinairement tout l'hiver, tandis que sur la côte d'azur il était beaucoup moins intense et disparaissait au bout d'un séjour assez court. Pour que l'amélioration se produise il faut plusieurs conditions : il est important que le catarrhe ne soit pas associé à des polypes des fosses nasales ou à des lésions des cavités annexes (ethmoïdite, sinusites frontale ou maxillaire).

Il est nécessaire aussi que l'organisme du malade puisse s'adapter progressivement au climat sans trop de réaction jusqu'à ce que survienne l'acclimatement, grâce auquel la tendance congestive des muqueuses est réduite à son minimum. Enfin il faut que le malade ait choisi une résidence convenable dans la zone qui lui convient et qu'il évite toutes les causes pouvant favoriser la congestion des muqueuses, en particulier le changement brusque de température qui accompagne le coucher du soleil.

La *rhinite spasmodique* se manifeste fréquemment sur la Riviera :

les variations de température, le soleil, les poussières la favorisent. Elle est la conséquence soit d'un état nerveux excité par le climat, soit d'un certain degré de rhinite hypertrophique entraînant des poussées congestives. Si ces conditions n'existent pas, l'influence climatérique est insuffisante pour la provoquer.

Je ne veux pas oublier de parler ici de cette forme particulière de coryza spasmodique appelée *rhume des foins*, ou hay fever. J'ai soigné beaucoup de malades qui en avaient été atteints les années précédentes et qui n'avaient pas d'accès en séjournant sur la Riviera au moment où ils commençaient généralement à être pris. Tandis que le coryza spasmodique simple est influencé par toutes sortes de causes inhérentes au littoral, le hay fever a une étiologie particulière qui permet de comprendre sa rareté. Il y a peu de plantes dans la région dont les fleurs puissent fournir le pollen qui constitue la cause provocatrice des fosses nasales ; de plus si le vent vient du Nord, il ne souffle qu'à une certaine hauteur, les montagnes et les collines ne lui permettant pas de raser le sol de la région moyenne ou plaine. S'il vient du Midi, c'est-à-dire de la mer, il lui est impossible de transporter du pollen, puisqu'il ne rencontre que la surface de la mer. Le malade se trouve alors presque dans les mêmes conditions favorables qu'en faisant un voyage en mer.

Le rhume des foins est donc plus rare que dans beaucoup d'autres régions ; je connais des malades qui n'en ont pas en passant le commencement de l'été sur le littoral, tandis qu'ils voient paraître les crises dans les diverses régions qu'ils habitent.

Au point de vue prophylactique, le corysa spasmodique peut être rendu plus rare et moins intense par les précautions indiquées plus haut ; ce sont celles qui diminuent les manifestations de la congestion nasale. Le rhume des foins sera particulièrement évité si l'on habite au bord de la mer dans un endroit où la montagne soit proche et où la côte soit orientée de façon à être protégée des vents d'Est.

La *tuberculose nasale* n'est pas assez fréquente pour que j'aie pu faire à ce sujet de nombreuses observations. Il me semble cependant qu'elle est favorablement influencée par le climat méditerranéen ; la rareté relative du *lupus* me semble certaine, de même que la lenteur de son évolution quand il se développe sur un sujet de notre région ; je ne chercherai pas à en expliquer la cause, il est naturel de comprendre que les avantages qui existent pour la tuberculose des autres voies aériennes sont aussi favorables aux lésions nasales de même nature.

La *syphilis nasale* n'est pas très influencée par le climat ; cependant il semble favoriser l'action du traitement et tarir plus vite les sécrétions.

La *rhinite atrophique fétide* ou *ozène* ne me semble pas très fréquente dans la population de la Riviera, si j'en juge par ma statistique du Dispensaire Lenval où se présente chaque jour un nombre important d'enfants ; je ne veux pas dire cependant qu'elle soit une rareté. J'ai cru observer aussi que les malades venant se soigner dans la région s'améliorent assez rapidement sous l'influence des soins ordinaires et se maintiennent facilement dans un état satisfaisant. L'action excitante du climat stimule la vitalité de la muqueuse nasale. Du reste, il est naturel que l'air marin convienne à une affection souvent associée à un état scrofuleux.

Les ulcérations non spécifiques des fosses nasales et particulièrement l'*ulcère simple de la cloison* se présentent assez fréquemment à l'observation ; le plus souvent il existe une simple cloison superficielle plus ou moins large au siège d'élection de l'épistasis, mais il n'est pas rare que cette ulcération revête une forme plus grave et devienne un véritable ulcère perforant de la cloison. Je pense qu'en raison des états congestifs que subit facilement la muqueuse les poussières favorisent la production d'une ulcération et son développement.

La *pharyngite congestive* survient assez souvent chez les prédisposés séjournant sur le climat marin de la Riviera ; l'hypertrémie du pharynx est favorisée par les granulations. Quand elle est tenace ou récidivante il faut non seulement la traiter localement, mais tenir un grand compte de l'adaptation climatérique. C'est pour avoir oublié cette condition importante que l'on a souvent favorisé des troubles congestifs qui auraient pu être évités. En dehors de cette cause due à l'organisme, les infections favorisent les troubles congestifs du pharynx ; la grippe à ce point de vue a une action particulière qui se manifeste quelquefois pendant longtemps.

Si l'on tient compte de ces causes, on arrive à conclure que la Riviera tout en n'étant pas particulièrement favorable aux troubles congestifs du pharynx, n'a pas sur eux une influence aussi nocive que plusieurs auteurs lui ont attribuée.

Le *catarrhe naso-pharyngien chronique* est amélioré par notre climat ou plutôt il peut être traité avec succès plus rapidement que dans un climat froid ou humide. Il en est de lui comme de la rhinite chronique à laquelle il est, du reste, souvent associé.

Je vois peu de chose à dire au sujet des *tumeurs des fosses nasales ou du pharynx nasal* qu'il s'agisse de polypes muqueux, de fibromes naso-pharyngiens ou de tumeurs malignes. Je crois cependant qu'il y a lieu de s'entourer de précautions dans les cas où des hémorragies sont à redouter, et de se protéger des variations brusques de température. Au point de vue du catarrhe pouvant être la conséquence de lésions, l'action est plutôt favorable.

MIGNON.

Les *tumeurs adénoïdes* doivent nous arrêter un peu, d'autant plus que des travaux antérieurs ont déjà attiré l'attention sur elles au point de vue climatérique. D'après Bobone, elles seraient très rares chez les habitants de San-Remo et de la Riviera Italienne et l'on observerait fréquemment leur régression précoce. Cette opinion émise au Congrès otologique de Londres (1899) contraste avec celle émise par Moure au Congrès otologique de Bruxelles, où l'auteur reproche à l'air maritime de provoquer l'accroissement momentané des végétations adénoïdes. Bobone explique par l'influence climatérique la différence d'action des deux régions maritimes, celle de Bordeaux étant très humide et favorable aux poussées d'adénoïdite, tandis que celle de la Riviera est remarquable par la chaleur, la lumière intense et surtout la sécheresse qui a un rôle capital.

Je crois que cette distinction entre les deux climats marins ne manque pas de valeur ; je pense, d'autre part, qu'on ne peut guère établir de différence entre le climat de la Riviera italienne et celui de la Riviera française. Cependant je n'ai pu à Nice faire des observations comparables à celles de mon collègue de San-Remo. Je citerai au hasard la statistique que je fais à ma consultation Rhino-Laryngologique du Dispensaire Lenval où sont soignés jusqu'à l'âge de 12 ans un grand nombre d'enfants indigents de Nice et des environs. Sur 162 enfants auxquels j'ai donné mes soins en 1903, 56 avaient des végétations adénoïdes très volumineuses entraînant des troubles accentués d'obstruction nasale ou d'audition ; un nombre à peu près égal présentait des végétations adénoïdes peu volumineuses entraînant seulement des troubles intermittents suffisants cependant pour que l'opération puisse devenir utile dans un délai plus ou moins rapproché. Enfin, le reste des enfants présentait un cavum libre de tissu adénoïdien.

Il m'est arrivé plusieurs fois cette année d'examiner systématiquement par le toucher digital le pharynx de tous les enfants qui m'étaient présentés à une consultation et j'arrivais, en général, à des résultats comparables : un tiers des enfants ayant des végétations adénoïdes volumineuses, un tiers présentant des végétations de volume moyen ou petit, et un tiers seulement n'en présentant pas. Je ne crois donc pas pouvoir conclure à la rareté des adénoïdes dans la région de Nice.

Je n'ai pas non plus observé sur les enfants hivernants que j'ai eu l'occasion de suivre une régression du tissu adénoïdien.

Les observations ci-dessus m'amènent à des conclusions différentes de celles de Bobone ; je ne crois pas non plus comme cet auteur que les poussées d'adénoïdite soient très rares sur la Riviera, bien qu'elles ne soient pas cependant aussi fréquentes que dans les régions humides.

En raison de la différence d'opinion qui me sépare de mon confrère italien, je me félicite d'avoir pu causer de ce sujet avec l'un de mes collègues de Nice, M. Bar qui arrive par ses propres observations aux mêmes conclusions que moi. Nous croyons l'un et l'autre que pour les enfants étrangers à la région il est particulièrement important d'éviter les causes pouvant favoriser les poussées d'adénoïdite, en particulier, le voisinage immédiat de la mer. Au point de vue général, le tempérament lymphatique des adénoïdiens se trouve généralement bien d'un séjour prolongé dans la région méditerranéenne, mais je ne pense pas qu'on soit en droit d'espérer ici plus qu'ailleurs la régression des tumeurs quand elles ne se bornent pas à un simple épaississement congestif de l'amygdale pharyngée.

Maladies du larynx et de la trachée. — La *laryngite aiguë* survient souvent chez les personnes qui ne se méfient pas des écarts brusques de température accompagnant le coucher du soleil, surtout chez ceux dont la perméabilité nasale n'est pas bonne. Par contre elle disparaît assez vite si le malade se conforme aux prescriptions hygiéniques. La douceur de la température favorise la disparition de l'hyperémie de la muqueuse laryngée en raison de l'action excitante de l'air marin, le bord de la Riviera convient aux sujets anémiques, lymphatiques ou chlorotiques chez lesquels on remarque de la pâleur de toutes les muqueuses des voies respiratoires supérieures et du larynx en particulier.

Les sujets qui ont tendance à l'*hyperémie* de ces muqueuses, en dehors de l'état de laryngite aiguë doivent s'entourer de beaucoup de précautions et ne pas rechercher en particulier le voisinage du bord de la mer. Les poussées hyperémiques se produisent facilement chez les malades prédisposés. L'*œdème du larynx,* bien que pouvant avoir une certaine corrélation avec un état congestif primitif, semble ne pas apparaître facilement sur la Riviera. Et je dois dire qu'au cours de lésions laryngées, je constate rarement une tendance manifeste à l'œdème, même chez des sujets qui y sont prédisposés dans d'autres climats. Je suppose que la sécheresse de l'air et sa température ont un rôle à ce sujet.

La *laryngite chronique* est fréquente chez les gens du peuple qui s'exposent sans la moindre précaution aux inconvénients que peut présenter le climat, favorisée par d'autres causes d'irritation inhérentes à la profession, au manque d'hygiène, à l'alcoolisme. Parmi la classe aisée je ne crois pas l'observer plus souvent qu'ailleurs.

Quant aux troubles *nerveux,* on ne peut juger comment ils sont influencés qu'en pensant à leur étiologie chez le malade qui les présente, l'état de ce malade permettant de savoir s'il a besoin d'être excité (parésies du larynx) ou calmé (spasmes). Il est donc impossible de renfermer en une formule une appréciation sur ce sujet.

Je parlerai maintenant de la *tuberculose laryngée*, mais je ne m'étendrai pas sur ce sujet autant qu'il le mériterait et voici pourquoi ; la question de la tuberculose est celle qui sera au point de vue général la plus étudiée de ce Congrès et je considère que tout ce qui peut être dit sur la tuberculose pulmonaire peut être appliqué à la tuberculose laryngée qui n'existe pour ainsi dire jamais seule. Cependant certains points spéciaux méritent d'être mis en lumière, concernant les lésions spéciales du larynx.

La note que je présente étant une vue d'ensemble sur les voies respiratoires supérieures, je n'entrerai pas dans tous les détails de cette question, d'autant plus que mon collègue M. Massier doit la traiter spécialement.

Les opinions déjà soutenues sont absolument contradictoires : les uns vous disent que les tuberculeux laryngés doivent absolument éviter le bord de la mer, d'autres les y envoient et donnent au climat marin une influence bienfaisante presque constante qu'il est loin de toujours avoir. Voici les conclusions auxquelles me permettent d'arriver mes observations.

Pour voir comment se comporte sur la Riviera un malade atteint de tuberculose laryngée il faut envisager la question à deux points de vue qui ont autant d'importance l'un que l'autre : la nature des lésions et le tempérament du malade qui fait que les lésions identiques ne réagissent pas toujours de la même façon.

Dans la *forme catarrhale du début* le climat marin agira bien par son action excitante s'il s'agit d'une forme torpide où la vitalité de la muqueuse a besoin d'être stimulée ; il agira bien aussi par sa sécheresse sur les sécrétions dont il diminuera la production. Mais si cet état se manifeste chez un malade à tendance congestive, il y aura des poussées d'hyperémie que l'on évitera seulement en plaçant le malade loin de la mer dans un endroit parfaitement abrité et en lui faisant observer les plus grandes précautions.

Dans la *forme infiltro-ulcéreuse* qu'elle soit diffuse ou circonscrite, l'influence sera différente suivant l'intensité des lésions. Lorsqu'elles ne sont pas trop avancées le malade se trouve bien en général du séjour sur la Riviera. La température de l'air, sa sécheresse, l'influence de la lumière solaire semblent avoir un rôle bienfaisant. Comme dans la forme catarrhale du début, le tempérament du malade entre en jeu et le fait réagir d'une façon variable qui tout en étant souvent salutaire comporte de nombreuses exceptions.

Quand les lésions sont avancées, que l'infiltration est très accentuée, qu'il existe de vastes ou nombreuses ulcérations le séjour sur la Riviera est contre-indiqué à moins de placer le malade dans la région des montagnes où il peut, sans être à une altitude très élevée ni dans une température froide, trouver une atmosphère assez calme qui ne favorise pas les poussées congestives et ne l'expose pas aux causes d'irritation pouvant agir sur ses ulcérations.

Dans la *forme scléreuse et végétante* les résultats du séjour seront très différents suivant que les lésions présentent une tendance à l'hypertrophie par poussées congestives laissant toujours sur la muqueuse une coloration rouge plus ou moins vive, ou bien une tendance fibreuse rappelant l'aspect de la laryngite pachydermique. Dans le premier cas le climat marin est mal supporté, dans le second, il donne au contraire de bons résultats. Il est évident que s'il existe de grosses végétations formant de véritables tumeurs laryngées, il faut mettre particulièrement le malade en garde contre les poussées congestives qui peuvent lui donner de la gêne respiratoire et même des hémoptysies.

Parmi la population locale, la forme scléro-végétante me semble relativement plus fréquente qu'à Paris et les infiltrations bacillaires se développent avec plus de lenteur. J'arrive à cette conclusion par les observations que j'ai pu faire: d'une part à l'asile de convalescence où j'ai eu pendant deux ans en observation journalière plus de cent tuberculeux renouvelés continuellement par les différents services des hôpitaux de Paris; j'examinais systématiquement leur larynx même quand ils n'accusaient pas de troubles fonctionnels; d'autre part ma clinique laryngologique du bureau de bienfaisance m'a permis d'observer à Nice un assez grand nombre de tuberculeux laryngés pour que j'aie été frappé de la différence des lésions au point de vue de leur proportion.

Il ne me reste plus qu'à parler de la *forme miliaire aiguë*, pour laquelle la conduite à tenir est très simple; il faut déconseiller absolument le séjour sur la Riviera de même que dans la tuberculose aiguë du poumon, à moins que l'entourage du malade se rendant compte de la gravité de la situation recherche simplement un moyen d'adoucir les tristesses de la maladie par la vue d'un ciel pur et la possibilité de donner au pauvre malade l'agrément plutôt que l'avantage d'un air tempéré par les rayons du soleil.

Comme on peut le voir par ces quelques remarques, l'action du climat méditerranéen sur la tuberculose laryngée est en somme la même que sur la tuberculose pulmonaire. C'est une action plutôt stimulante favorable ou défavorable suivant les cas, à laquelle l'organisme doit être adapté et dans cette condition certaines lésions en tirent un avantage, tandis que d'autres sont peu ou pas modifiées. Si l'organisme ne s'adapte pas au climat et s'il ne parvient pas, après une période de réaction, à s'acclimater, la plupart des lésions qu'elles quelles soient sont mal influencées et plus ou moins aggravées suivant la forme à laquelle elles appartiennent. On voit que les résultats peuvent être très différents ; je ne crois pas qu'il soit possible de donner une formule simple concernant les indications de la cure marine dans la tuberculose du larynx.

C'est seulement en étudiant le malade qu'on peut se rendre compte comment il supportera les différents éléments du climat et comment on devra les utiliser. Il ne faut pas oublier en effet qu'il n'y a pas une action du climat, mais les actions combinées d'un certain nombre de facteurs dont on peut essayer de doser les influences spéciales pour arriver à un résultat général satisfaisant.

Pour poser les indications il faut donc, si l'on n'observe pas soi-même le malade, avoir sur lui un grand nombre de renseignements.

Pour obtenir de bons résultats il faut choisir judicieusement l'endroit d'habitation et obtenir du malade la plus grande soumission aux conseils par lesquels nous terminerons cette étude.

La *syphilis laryngée* ne me semble pas mériter de nombreuses remarques spéciales au point de l'influence du climat, sinon que celui-ci semble favoriser la disparition des lésions sous l'influence du traitement.

Les *tumeurs laryngées*, qu'elles soient bénignes (polypes) ou qu'elles soient malignes (épithéliome, carcinome), n'ont pas malheureusement un traitement spécifique qui puisse être favorisé par l'action du climat. Mais j'ai remarqué que toutes les lésions d'infiltration, qu'elles soient causées par la syphilis ou par une tumeur, ont moins de tendance à s'œdématier et à provoquer par conséquent des accès de dyspnée sur la Riviera que dans les climats froids ou humides, surtout si l'on prend bien les précautions nécessaires pour éviter les causes d'hyperémie. J'ai eu plusieurs malades dont les lésions d'infiltration sont restées longtemps stationnaires sans m'obliger à les trachéotomiser, tandis que lorsqu'ils se rendaient dans un climat plus froid ils devaient subir au bout de peu de temps l'opération ; je ne crois pas qu'il y avait lieu d'incriminer le voyage, car les troubles ne sont devenus plus accentués qu'au bout de quelque temps.

Quant aux hémorragies dues à des tumeurs, elles réclament les mêmes moyens prophylactiques que les troubles congestifs de la tuberculose laryngée.

Pour terminer cette vue d'ensemble sur les voies respiratoires supérieures je dirai seulement quelques mots des *trachéites aiguë et chronique*. La première est fréquente accompagnant généralement la laryngite aiguë, et comme elle disparaissant rapidement. La trachéite chronique est généralement associée à un état catarrhal des bronches bien influencé par le climat méditerranéen ; les sécrétions ont une tendance naturelle à diminuer et les malades voient disparaître grâce à la température la sensation pénible que leur cause l'air froid ou humide.

Quant à la *tuberculose* et la *syphilis* du conduit trachéal, elle ne me permet que de répéter ce que j'ai dit du larynx ; les rétrécissements donnent moins de gêne lorsque l'air qui les franchit est tempéré et sec. Quand aux tumeurs de la trachée je ne puis rien en dire à cause de leur rareté.

Pour conclure je ne puis donner des indications et des contre-indications générales ; je crois avoir suffisamment démontré que celles-ci doivent être précisées non seulement pour chaque maladie particulière, mais pour chaque malade.

Je tiens seulement à insister en terminant sur l'importance capitale du lieu choisi comme résidence du malade (zone marine, zone de plaine, zone de collines ; situation et orientation de l'habitation et de la chambre), et sur les précautions hygiéniques auxquelles on doit se soumettre pour profiter des avantages du climat de la Riviera tout en ne subissant pas ses inconvénients.

Toutes les précautions doivent contribuer surtout à éviter les conséquences des changements brusques de température.

Les malades ne doivent sortir qu'aux heures de ce que l'on appelle la journée médicale, de 11 heures à 3 heures en hiver et de 10 heures à 4 heures au printemps et en automne. Les personnes bien portantes elles-mêmes doivent éviter de se trouver dehors pendant le coucher du soleil, ou êtres munies d'un vêtement supplémentaire qu'elles revêtiront à ce moment. L'influence du refroidissement se ressent même dans les appartements qui doivent par conséquent être chauffés quand le soleil disparaît. On doit prendre garde de séjourner longtemps au soleil, même abrité par une ombrelle, éviter encore plus de passer brusquement du soleil à l'ombre pour un temps prolongé ; ne pas choisir pour les promenades le bord de la mer, mais plutôt les zones de plaine ou de collines ; ne pas s'exposer aux vents, aux poussières qui ont un rôle particulièrement nocif pour les voies respiratoires supérieures. Faire des promenades régulières excepté par le temps humide et proportionner leur longueur au degré de résistance du malade, sans provoquer la fatigue ; changer de vêtements suivant la température. S'habituer à vivre dans un appartement très aéré ; dans la chambre à coucher, la fenêtre ne sera jamais complètement fermée de façon que l'air soit toujours renouvelé.

Il y a des personnes qui ont de la peine à supporter ces conditions, en particulier, celles qui présentent de l'obstruction nasale permanente ou même de l'hypertrophie congestive nasale intermittente ; on remédiera à ces inconvénients en pensant combien la respiration nasale est nécessaire même aux gens bien portants. On ne doit pas être obligé de respirer par la bouche. Chaque matin il sera utile de faire quelques exercices de gymnastique respiratoire pour favoriser le bon fonctionnement des organes. La parole prolongée sera évitée, en particulier, dans les affections laryngées, le repos du larynx étant aussi utile que celui des autres organes. La fumée du tabac est mauvaise pour toutes les affections des voies respiratoires supérieures. Quant à l'alimentation, elle n'est pas sans influence et comporte certaines indications relatives au climat ; sans entrer dans le détail, nous dirons qu'elle doit être très régulière et moins copieuse que dans un pays froid, mais subordonnée aux différentes affections. Le traitement médicamenteux lui-même entraîne certaines modifications tirées du climat : par exemple, les composés iodés semblent nécessiter des doses moindres sur la Riviera ; les soins locaux des fosses nasales ou du pharynx sont favorisés par de bonnes conditions climatériques.

Sans me montrer trop optimiste, je crois qu'en suivant ces principes un assez grand nombre de malades atteints d'affections des voies respiratoires supérieures pourront se trouver bien du climat de la Riviera.

CHARTRES. — IMPRIMERIE DURAND, RUE FULBERT.

DU MÊME AUTEUR

Stomatite mercurielle anormale (*Soc. de thérap.*, 8 décembre 1897).

Mutisme hystérique guéri par l'examen laryngoscopique (*Thèse*, ERNOUL, Paris, 1898). Observations.

Ulcère perforant buccal (*Soc. anat.*, 29 avril 1898).

Traitement de quelques accidents de la tuberculose pulmonaire par l'immobilisation partielle du thorax (*Méd. moderne*, 13 juillet 1898).

Étude anatomo-clinique de l'appareil respiratoire et de ses annexes par les rayons de Röntgen (*Thèse de doctorat*. Paris, 1898, Carré et Naud, 1 vol. 160 p. avec 4 pl.).

La tuberculose pulmonaire à l'asile de convalescence de Vincennes (*Congrès de la tuberculose*. Paris, 1er août 1898).

De l'asthme des foins. (*Arch. internat. de laryngol.*, 1899).

La rhinorrhée cérébro-spinale (*Presse méd.*, 25 avril 1900).

La nirvanine: son emploi en oto-rhino-laryngologie (*Arch. int. de laryngol.*, mars 1900).

Corps étranger du sinus maxillaire (*Soc. paris. de laryngol.*, 6 juillet 1900).

L'examen du médiastin par les rayons X. (*Congrès de radiologie*. Paris, 1900).

L'examen anatomo-topographique et physiologique du larynx par la radioscopie (*Arch. int. de laryngol.*, janvier 1901).

Application de la radiographie à l'étude de l'ossification du larynx (*Soc. anat.*, décembre 1901).

Le rôle des fosses nasales dans la prophylaxie et le traitement de la tuberculose pulmonaire et laryngée (*Congrès de la tuberc.* Londres, 1901 ; *Presse méd.*, décembre 1901).

Aphonie spasmodique hystérique (*Soc. franç. de laryng.*, mai 1902).

Impressions de voyage sur l'oto-rhino-laryngologie à l'étranger (*Bull. de laryng.*, décembre 1902).

La radiologie à l'étranger (*Arch. d'électr. méd.*, janvier 1903).

Nouveau mode d'emploi de l'adrénaline en rhinologie (*Soc. paris. de laryng.*, mars 1903).

L'emploi du diapason dans l'exploration des cavités osseuses de la face (*Congrès internat. de Madrid*, avril 1903, et *Annales des maladies de l'oreille et du larynx*, mars 1904).

Nouvelle méthode d'exploration de quelques organes par le diapason (*Acad. de méd.*, 15 juillet 1903).

Le cou, le larynx, le pharynx, la colonne cervicale (in *Traité de radiologie* dirigé par le Pr BOUCHARD) en collaboration avec le Dr A. RUAULT, médecin honoraire de la Clinique laryngologique des sourds-muets. Steinheil édit. Paris, 1903.

Etc., etc.

CHARTRES. — IMPRIMERIE DURAND, RUE FULBERT.